健康中国医学科普融媒体出版项目（第一辑）

科学解读肺结节

KEXUE

U0266970

鲁植艳　屈艳娟 ○ 主编

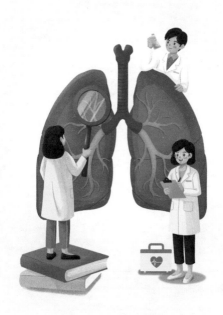

长江出版传媒
湖北科学技术出版社

图书在版编目（CIP）数据

科学解读肺结节 / 鲁植艳，屈艳娟主编 . —武汉：湖北
科学技术出版社 , 2023.12
　健康中国医学科普融媒体出版项目 . 第一辑
　ISBN 978-7-5706-2939-8

　Ⅰ. ①科…　Ⅱ. ①鲁…　②屈…　Ⅲ. ①肺疾病－防治
Ⅳ. ① R563

中国国家版本馆 CIP 数据核字 (2023) 第 201874 号

策　　划：冯友仁　　　　　　　　　　　责任校对：童桂清
责任编辑：徐　丹　　　　　　　　　　　封面设计：胡　博

出版发行：湖北科学技术出版社
地　　址：武汉市雄楚大街 268 号（湖北出版文化城 B 座 13—14 层）
电　　话：027-87679454　　　　　　　　邮　　编：430070

印　　刷：武汉科源印刷设计有限公司　　　　邮　　编：430299

880×1230　　　　1/32　　　　　　　　3 印张　　　　100 千字
2023 年 12 月第 1 版　　　　　　　　2023 年 12 月第 1 次印刷
定　　价：28.00 元

（本书如有印装问题，可找本社市场部更换）

《科学解读肺结节》

编　委　会

主　　编　鲁植艳　屈艳娟

副主编　戴少明　龚　雯　唐和孝　李　航　王　越
　　　　宋　璐　曾莹婷　胡　姮

编　　委　（按姓氏拼音排序）

陈　山　武汉市汉阳医院

程光远　湖北省襄阳中心医院

龚　雯　湖北省第三人民医院

龚晓明　咸宁市中心医院

郭清莲　武汉大学中南医院

侯代伦　首都医科大学附属北京胸科医院

胡　姮　华中科技大学附属梨园医院

胡学宁　武汉大学中南医院

柯亨宁　武汉大学中南医院

李　航　武汉大学口腔医院

李逸攀　武汉市第一医院

廖美焱　武汉大学中南医院

鲁敏翔　武汉大学中南医院

鲁植艳　武汉大学中南医院

栾航航　武汉大学中南医院

马　培　武汉大学中南医院

屈艳娟　武汉大学中南医院

荣　媛　武汉大学中南医院

史延斌　濮阳市人民医院

宋　璐　武汉大学中南医院

唐和孝　武汉大学中南医院

汪明月　中国科学技术大学附属第一医院

王卫国　武穴市第一人民医院

王　越　武汉大学中南医院

吴经纬　海南省农垦总医院

徐斌胜　咸宁市中心医院

严　微　湖北大学材料科学与工程学院

曾莹婷　江西省赣州市人民医院

张在鹏　武汉大学中南医院

主 编 简 介

鲁植艳　　1986年本科毕业于湖北医学院（今武汉大学医学部）临床医学系，主要从事胸部影像诊断工作，现任武汉大学中南医院放射科主任医师，副教授，硕士生导师，中南医院司法鉴定所常务副所长。先后主持省部级科研课题6项，主编《艾滋病肺部病变的影像诊断》等医学专著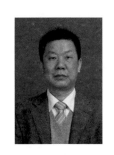

2本、《唤醒关爱》等科普作品5本，以第一作者或通讯作者发表论文82篇（其中SCI 12篇）。获湖北省科技进步二等奖2项（排名第一）。主要学术兼职：中国性病艾滋病防治协会感染病临床影像学分会副主任委员，北京影像诊疗创新联盟湖北省传染病影像专业委员会主任委员，湖北省司法鉴定协会副会长，武汉市司法鉴定协会副会长，中华放射学分会传染病影像学专业委员会委员，中华中医药学会科普专家。

屈艳娟　　武汉大学中南医院放射科副主任医师，医学硕士。历任中华医学会湖北省放射学分会第八届委员会青年委员，中华医学会第十四届放射学分会传染病放射学专业委员会青年委员，中国研究型医院协会传染病与炎症放射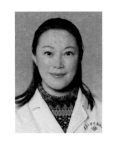

分会委员，北京影像诊疗创新联盟湖北省传染病影像专业委员会常务委员，北京影像诊疗创新联盟功能影像专业委员会委员，湖北省临床肿瘤学会（ESCO）第一届纵隔肿瘤专家委员会委员，《传染病影像数字教材（案例库版）》编委会编委。曾获得中国民主促进会全国及全省抗击新冠肺炎疫情先进个人。所在课题组曾获得湖北省科技进步二等奖。从事放射诊断工作25年，主持湖北省自然基金项目1项并顺利结题，参编专著3部，以第一或通讯作者身份发表论文22篇，其中SCI收录11篇。以胸部综合影像为专长，涉及肺癌的早期诊断与筛查、肺结节的计算机辅助诊断，尤其在肺部肿瘤、肺部感染及肺磨玻璃结节上有深入研究和丰富经验。

前　言

随着人们健康意识的提高，肺部低剂量 CT 筛查的逐渐普及以及人工智能（AI）辅助诊断的广泛应用，越来越多的肺结节被发现，使得肺结节成了一个公众关注的话题。如何从专业角度正确剖析肺结节，既做到对恶性结节"早诊断、早治疗"，又避免对良性结节"过度治疗"，这是一个大家都关心的问题。

肺结节可能是对人体无不良影响的良性结节，也可能是早期肺癌。对于具有典型征象的良性或恶性肺结节，我们应尽量做出肯定性诊断；对于尚不能定性而需要随访的肺结节，应该给出具体的随访方案及明确的间隔时间。

基于此，我们特组织胸部放射学专家及胸外科专家编写了这本关于肺结节的科普书。本书从分析肺结节特征入手，告诉读者良性的结节长什么样？恶性的结节又是什么样？不能确定性质的结节又要怎么处理？

肺结节定性是一个难题，希望本书不仅能帮助读者提高对肺结节的认识，做到心理上对肺结节不恐惧，还能协助医者抓住肺结节的每一个细微特点，尽早做出正确诊断。

由于时间比较仓促，加之作者水平有限，书中不足之处在所难免，恳请同道指正，我们将表示衷心感谢！

编者

2023 年 8 月

目 录

第一章

肺结节的定义、分类及处理原则

根据美国国家肺癌筛查试验（national lung screening trial，NLST）的数据显示，美国高危人群中 3 轮筛查的肺结节总体检出率是 24.20%，筛查发现的结节中 3.60% 是肺癌。我国上海地区基于 14 506 例随机入组人群的筛查，肺结节的检出率是 29.89%，筛查发现的结节中 3.48% 是肺癌。

近几年通过人工智能的辅助，肺结节检出越来越多，胸部 CT 检查的患者中 60% 以上能发现肺结节。那么肺结节的定义是什么呢？又细分为哪些类型呢？

第一节　肺结节的定义、分类

肺结节是影像学中的一个名词，并不是一个具体疾病的名称，我们把在 X 线上或 CT 上看到的直径 ≤ 3cm 的局灶性、类圆形或不规则形状的具有三维立体结构的密度增高阴影称为肺结节，直径 > 3cm 的则称为肺肿块，也就是说，肺结节和肺肿块的区别在于大小。

根据肺结节的个数可分为孤立性肺结节和多发性肺结节（两个及以上并存）。按密度分为 3 种：①实性结节（solid nodule, SD），即软组织窗能看到的结节（图 1-1）；②纯磨玻璃结节（pure ground

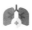

glass nodule, pGGN），即纵隔窗看不到，只能在肺窗上看到并能透过结节看到肺纹理的结节（图 1-2）；③混合磨玻璃结节（mixed ground glass nodule , mGGN），也称为亚实性结节或部分实性结节，即实性密度和磨玻璃密度混合的结节（图 1-3）。

肺部磨玻璃结节（ground glass nodule,GGN）约 34% 是恶性，如果其直径＞ 15mm 或呈圆形，则恶性可能性增加。部分实性结节更可能是肺癌，直径＜ 15mm 的 mGGN 中有 40% ～ 50% 是肺癌，随其直径增加，肺癌可能性也增加。

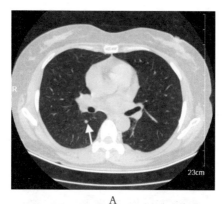

A

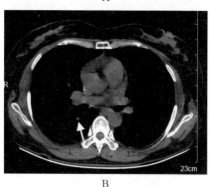

B

图 1-1　实性结节

A. 肺窗示右肺实性小结节；B. 纵隔窗示右肺实性小结节。

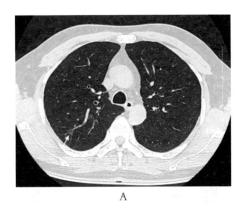

A

B

图 1-2　纯磨玻璃结节

A. 肺窗示右肺磨玻璃密度小结节；B. 纵隔窗示右肺结节不能显示。

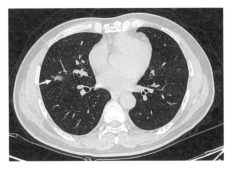

图 1-3　部分实性结节

肺窗示右肺部分实性结节。

第二节 肺结节的处理原则

恶性可能性小的结节：①年龄＜40岁；②直径＜8mm；③边缘光滑，中心性钙化。

恶性可能性大的结节：①年龄40～55岁；②直径为8～20mm；③吸烟＜20包年，或吸烟≥20包年、戒烟≥15年；④边缘不光整，呈磨玻璃样。（包年即每天吸烟的包数×吸烟年数，20包年即每天吸烟1包，吸烟20年。）

高度恶性可能的结节：①年龄≥55岁；②直径＞20mm；③吸烟≥20包年，有肺癌家族史和慢性肺部疾病史；④边缘有毛刺、分叶，为实性结节或磨玻璃结节。

对于肺结节阳性人群的处理原则如下。

（1）良性结节：结节良性征象明显，进入下一轮筛查；若为肺内淋巴结这种假性肺结节，则无须随访。

（2）良恶性不能确认：即恶性可能性不大的结节，需要低剂量CT（LDCT）随访观察肺结节变化。

（3）有恶性可能的结节：首选CT检查，必要时，可进一步进行正电子发射计算机断层显像（PET-CT）或肺部活检等。

（4）恶性可能性大的结节：高度怀疑肺癌的结节，建议直接手术。

需要注意的是"临床恶性概率"并非准确诊断。我国肺结核患者比例较高，其常伴有肺结节，且临床实践中影响因素众多，手术后可能是良性病变，故需结合患者具体情况，综合分析，谨慎决策。

第二章

肺结节的检查方法

第一节　胸部 CT 的应用价值

2020 年，全球肺癌新发病例约 220 万例，死亡病例约 180 万例。在我国，肺癌是发病率和死亡率最高的恶性肿瘤，2020 年中国肺癌新发人数达 71 万人，每年死于肺癌的人数约为 81.55 万人。近年来，中国肺癌的发病率和死亡率呈上升趋势，并且患者的 5 年生存率没有明显改善。想要改善肺癌生存率的问题，提升肺癌的早期诊断率是关键。

我们知道胸部 CT 检查是肺结节的首选辅助检查，那么胸部 CT 检查是什么原理呢？常规 CT、高分辨率 CT、低剂量 CT 是什么呢？它们之间有什么区别，该如何选择呢？增强 CT 又有什么作用？

CT 是英文 computed tomography 的缩写，即电子计算机断层扫描，它是利用精确准直的 X 线束，与灵敏度极高的探测器一同围绕人体的某一部位做一个接一个的断层扫描，其成像原理是利用人体不同组织对 X 线的吸收与透过率不同，而将扫描数据重建为 CT 灰阶图像。

常规胸部 CT 扫描采用螺旋扫描方式，采集层厚 ≤ 1mm，重建层厚 5 ～ 7mm，层间距 5 ～ 7mm。对于呼吸困难不能屏气者或

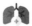

婴幼儿，扫描中会适当加大螺距，缩短扫描时间，以减少运动伪影。

增强 CT 扫描是指通过静脉注射碘对比剂后再行扫描的方法，以提高病变组织同正常组织的密度差，可以帮助肺实性结节的定性诊断。对比剂用量 60.0 ～ 70.0ml，流率 2.0 ～ 2.5ml/s，延迟扫描时间 30 ～ 35s。扫描范围和扫描参数同常规平扫。

HRCT（high resolution CT），即高分辨率 CT，为薄层（ 1 ～ 2mm ）扫描及高分辨率算法（一般是骨算法）重建图像的检查技术，有时需要适当提高电压和电流。它使用的是传统 CT 扫描仪，但是在成像时会精确一些参数，以最大化空间分辨率。HRCT 主要用于观察病灶的微细结构，是胸部常规扫描的一种补充。HRCT 能清晰地显示肺组织的细微结构（肺小叶气道、血管及小叶间隔、肺间质及毫米级的肺内小结节等），几乎达到能显示与大体标本相似的形态学改变，因此 HRCT 在胸部的应用非常重要。为了避免对微小肺结节的漏诊，以及更好地显示结节边缘有无毛糙及内部血管、支气管结构等信息，目前临床上对肺结节的检查基本都应用HRCT。

胸部低剂量 CT 检查通过优化扫描参数，改变管电流、管电压等参数来降低辐射剂量，其肺部病变检出能力和诊断效果与常规胸部 CT 相当，但同时胸部低剂量 CT 检查辐射剂量通常为常规胸部 CT 的 1/6 ～ 1/5，对于标准体型的人群，低剂量 CT 辐射剂量 < 1mSv。数据表明，胸部低剂量 CT 检查筛查可降低高危人群肺癌死亡率 16% ～ 39%。全球肺癌筛查指南指出，胸部低剂量 CT 已经成为早期发现肺癌的首选影像学检查方法。胸部低剂量 CT 兼具低辐射剂量与三维图像的优势，已经取代了胸部 X 线片。近年来，越来越多的人选择使用胸部低剂量 CT 检查作为肺

部常规体检项目。

常使用纵隔窗和肺窗来观察胸部 CT 图像的肺结节。推荐纵隔窗窗宽 250 ～ 500 Hu，窗位 30 ～ 50 Hu；肺窗窗宽 1 500 ～ 2 000 Hu，窗位 –700 ～ –450 Hu。医生也可根据个人阅片习惯进行微调。

第二节　PET-CT 的价值

众所周知，CT 是肺部最常用的检查手段，但是除了 CT，还有其他检查方式可以应用于肺部，PET-CT 在肺结节定性的诊断中有很大的作用。

（一）PET-CT 的定义

PET 是英文 positron emission tomography 的缩写，其临床显像过程为：将发射正电子的放射性核素（如 ^{18}F 等）标记到能够参与人体组织血流或代谢过程的化合物上，将标有带正电子化合物的放射性核素注射到受检者体内。让受检者在有效视野范围内进行 PET 显像，并使用探测器接收信号，最后使用复杂的计算机系统得到人体各部位横断面、冠状面和矢状面的影像。

PET-CT 是 PET 与 CT 两种不同成像原理的设备同机组合，使用同一个检查床和同一个影像处理工作站，不是其功能的简单相加，而是在此基础上进行图像融合，PET 可以提供功能和代谢等分子信息，CT 可以提供精细的解剖和形态信息，融合后的图像既有精细的解剖结构，又有丰富的生理生化功能信息，明显提高了诊断的准确性，特别是在鉴别肿瘤的性质，以及了解肿瘤的全身转移及分期方面显示出独特的优势，使得两种成像技术优势互补，产生"1+1 ＞ 2"的效果。

（二）PET-CT 如何鉴别良恶性肺结节

当患者做完常规胸部 CT，发现肺部有不明性质的结节后，可能会被推荐做 PET-CT 检查，那么 PET-CT 相比于 CT 来说，优势在哪里？它又是如何鉴别良恶性肺结节的？

正如前文提到，PET-CT 是 PET 与 CT 的融合，对比 CT 来说，在 CT 提供精准解剖结构的基础上，它还可以提供生物代谢层面的信息，灵敏度和准确性均高于 CT。但是要指出的是，任何一种检查方法的准确率都不是 100%，读者们需要理性看待。

PET-CT 之所以能鉴别肿瘤良恶性，是基于肿瘤细胞具有较高的葡萄糖摄取与代谢率，摄取显像剂能力为正常细胞的 2～10 倍。在患者体内注射 18- 氟标记的脱氧葡萄糖（^{18}F-FDG）后，再测量被肺结节摄取的 ^{18}F-FDG，恶性结节 ^{18}F-FDG 摄取较多。其中 SUV 是 PET-CT 常用的重要参数。SUV 是 standard uptake value 的首字母缩写，中文意思是标准摄取值，是 PET-CT 中常用的半定量指标，反映病灶对放射示踪剂摄取的程度。具体是指局部组织摄取的显像剂的放射性活度与全身平均注射活度的比值。

（三）PET-CT 鉴别良恶性肺结节的价值

中国专家认为，对于不能明确性质的直径＞ 8mm 的实性肺结节，推荐采用 PET-CT，而对于纯磨玻璃结节和实性成分≤ 8mm 的肺结节，PET-CT 在鉴别肺结节良恶性上没有明显的优势。目前认为，当 SUV 值＞ 2.5 时，恶性肿瘤的可能性很大，因此还可以为穿刺活检部位提供依据（图 2-1）。

PET-CT 除了早期诊断肿瘤疾病以外，还可以指导肿瘤的治疗方案，并评价其疗效，是一项安全可靠、无痛苦、无创伤性的检查。

虽然此项检查的单次检查费用较高，但一次检查就可准确判断大多数肿瘤的性质以及是否有转移，避免了多次检查而延误疾病诊断或者制定错误或不必要的治疗方案，总体性价比突出。PET-CT检查有一定的辐射性，但是对人体的危害很小，几乎可以忽略不计。患者检查完成后可以大量饮水，促进排尿，加快药物代谢。

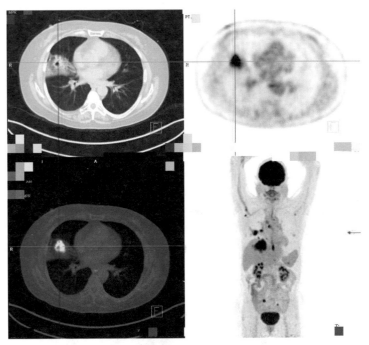

图 2-1 右肺中叶空洞型肺结节

PET-CT 示右肺中叶空洞型肺结节高代谢，活检证实为肺腺癌。

第三节 CT 定位下肺部活检

肺部活检是指肺活体组织病理检查，它是诊断病理学中最重要的部分，对绝大多数送检病例都能做出明确的组织病理学诊断，被作为临床的最后诊断。

　　活检的组织病理学诊断过程一般是肉眼观察送检的标本，取材，固定、包埋，制成薄切片，进行苏木素－伊红（HE）染色，最后在光学显微镜下观察。通过对病变组织及细胞形态的分析、识别，再结合肉眼观察及临床相关资料，做出疾病的诊断。但是对疑难、罕见病例，还需要在上述常规检查基础上，再通过组织化学、免疫组织化学、电子显微镜或分子生物学等技术进行辅助诊断。按采样方式，肺部活检分为非手术活检和手术活检。

（一）非手术活检

　　（1）支气管镜检查：包括支气管镜直视下刷检、活检或透视下经支气管镜肺活检及支气管肺泡灌洗获取细胞学和组织学诊断（图 2-2）。

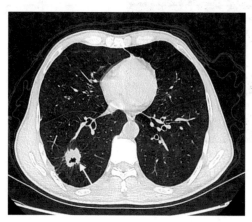

图 2-2　右肺下叶空洞型肺结节

　　常规支气管镜检查的视野仅在 4～5 级支气管，因此对于分布于外周的病灶常常难以取到合适的组织。为了提高该项技术对周围性肺病变的诊断率，超细支气管镜、支气管内超声引导下肺活检术、虚拟导航支气管镜及电磁导航支气管镜等新兴技术逐渐开始应用于临床。

虚拟导航支气管镜检查因为操作简单、花费便宜而在日本广泛使用。虚拟导航支气管镜是利用薄层CT重建出虚拟支气管树，并标识病灶建立导航路径，从而引导支气管镜快速准确地到达或接近病灶并进行活检。

支气管内超声引导下肺活检术采用外周型超声探头观察外周肺病变，并在支气管超声引导下行肺活检术，较传统经支气管镜活检技术的定位更精确，可进一步提高外周肺结节活检的阳性率。

电磁导航支气管镜是由电磁定位板、定位传感接头、工作通道、计算机软件系统与监视器等部件组成，将物理学、信息学、放射学技术和气管镜技术相融合，使传统支气管镜无法检测到的周围肺组织病变的检测成为现实。

虚拟导航支气管镜检查和支气管内超声引导下肺活检或电磁导航支气管镜联合应用可提高对周围型肺部病变的诊断率，且安全性高，在肺结节鉴别诊断和早期肺癌诊断方面有一定的应用前景。

但是患者出现以下情况无法接受检查：在支气管镜检查过程中，患者持续地咳嗽，配合较差者；单肺呼吸患者存在明显低氧血症；活检区域存在广泛肺大疱；影像学检查提示活检区域存在血管畸形；终末期肾衰竭患者；潜在的高出血风险者等。

（2）经胸壁肺穿刺活检术：是将穿刺针经过胸壁穿刺入肺，用于肺周边病变或弥散性肺病变的诊断和鉴别诊断。该项技术可以在超声或CT的引导下，对分布于周围的肺结节进行穿刺活检（图2-3）。

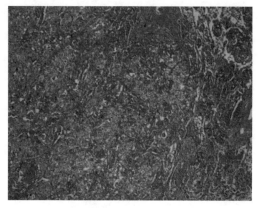

图 2-3 肺结节穿刺活检病理，证实为腺癌

CT 引导经胸壁肺穿刺活检适用范围广，临床应用最多。CT横断面扫描拥有良好的空间分辨率和密度分辨率，可以准确地显示病灶的大小、位置及内部情况，以及与血管等周围结构的解剖关系，尤其适用于定位难度大、病灶在肺门及纵隔附近者。当肿块与肺不张、阻塞性肺炎混合后，有时需要行增强扫描才能确定肿块的实际大小。具体方法是先做 CT 扫描确定病灶最佳的穿刺点后估算进针深度及方向，进针后再次扫描确认方可行穿刺活检。

在临床实践中，对可疑恶性肺小结节（直径 ≤ 2cm）进行早期病理诊断有助于改善患者的预后。CT 定位下肺穿刺的诊断率和准确度受结节大小、位置等因素影响。比如活检较小、距离胸膜较深的结节，常常需要多次调整穿刺针的路径和方向才能到达穿刺目标；而且在穿刺小结节时，容易受呼吸运动影响而穿刺到正常肺组织，标本量也相对不足，但其总体诊断率仍是可观的。

超声本身无辐射，软组织对比度较好，且价格低廉，适合活检靠近胸膜的肺结节。因为正常含气肺组织会影响超声显像，在穿刺过程中可以实时引导，实时监测穿刺的角度、深度，确认针头与病灶的位置关系，从而准确地采样，是最安全、方便快捷、经济的一种方式。同时超声造影可以避开大血管和病灶坏死区域，进一步提高安全性和诊断率。

PET–CT可以识别葡萄糖摄取量最高的病变，提供诊断性样本的可能性更大。随着PET–CT在介入领域的应用增加，操作者们将PET图像与活检时CT成像融合，以识别肿瘤性结节的高代谢或代谢较活跃的部分，减少定位误差，获得最佳组织标本。

磁共振成像（MRI）对于软组织的分辨率更高，而且没有辐射，可以更加清晰地显示穿刺路径及结节周围的支气管、血管结构。但是操作中的相关用品，如穿刺针、体表定位器需设计成与磁场兼容，而且对于患者来说要承受更长的手术时间。因此未来一大发展方向是开发兼容磁共振的机器人，可以实时引导、实时干预，从而安全精确地穿刺到肺。

经胸壁肺穿刺的缺点在于，在穿刺的过程中可能会损伤肺及血管，出现气胸、血胸、胸膜反应（咳嗽、头晕、胸闷、面色苍白、出汗、昏厥等）等，甚至出现休克。

（二）手术活检

（1）胸腔镜检查：指人工气胸后，插入胸腔镜，吸引管吸出胸腔积液后，全面观察胸膜腔，并且在胸腔镜直视下根据疾病情况进行胸膜活检和肺活检。胸腔镜检查适用于非手术活检等检查方法取得病理标本的肺结节，尤其是肺部微小结节病变行胸腔镜下病灶切除，即可明确诊断。

（2)纵隔镜检查：可以作为评价肺癌患者纵隔淋巴结状态的"金

标准"，弥补上述检查技术的不足。

肺部活检的优势是能够获得病理结果明确诊断，当病理检查见肿瘤细胞，即可确诊为肿瘤。不足之处是活组织检查是有创性的检查，对人体有一定的损伤。

第四节 肿瘤标志物（生物标志物）检测

肿瘤标志物是指特征性存在于恶性肿瘤细胞，或由恶性肿瘤细胞异常产生的物质，或是宿主对肿瘤细胞的刺激反应而产生的物质，能反映肿瘤发生、发展，监测肿瘤对治疗反应的一类物质。肿瘤标志物存在于肿瘤患者的组织、体液或者排泄物中，能够用免疫学、生物学及化学的方法检测到。

通过采集外周血进行肿瘤标志物的检查，可以对肺癌进行早筛查、早诊断，该方法以其无创、反映信息全面等优势，被广泛应用于临床实践当中。传统的肺癌肿瘤标志物主要包括癌胚抗原、细胞角蛋白、神经元特异性烯醇化酶等。然而使用这些肿瘤标志物的敏感度、特异度均不高，目前尚无特异性肿瘤标志物应用于肺癌的临床诊断，因此更多时候被用来进行辅助诊断，或用于治疗后监测病情变化。有条件者可酌情进行如下肿瘤标志物检测，为肺结节诊断和鉴别诊断提供参考依据。

癌胚抗原（CEA）是1965年从结肠癌中提取的一种细胞膜表面的酸性糖蛋白，通常在胎儿发育过程中产生，在出生前即停止分泌。CEA可介导细胞与细胞外基质间的黏附反应，在肿瘤的发生和侵袭转移过程中起关键作用。CEA常被用于检测结直肠癌，但是随着浓度的升高，也可以预测小细胞肺癌和非小细胞肺癌，不同病理类型肿瘤中的 CEA 水平会有不同，表达水平由高到低依次是腺癌＞小细胞癌＞鳞癌，因此血清中 CEA 的检查主要用于判断肺腺癌复发、预后以及肺癌治疗过程中的疗效观察。CEA 也是最早在临床上应用于诊断肺癌的标志物。

糖类抗原 125（CA125）是在胚胎发育期由体腔上皮细胞产生的一类高分子糖蛋白抗原，与许多肿瘤的发生发展密切相关，属于混合型肿瘤标志物。CA125 在细胞内合成并储存，因被细胞间连接和基底膜阻挡而无法入血，故在正常人血清中浓度很低，健康人群的 CA125 含量≤ 35U/ml，当组织发生病变时释放入血而升高。由于 CA125 在体液中的半衰期仅为 4.8d 左右，且代谢快，因此，其水平的变化可以很好地反映肿瘤组织的近期状态。有研究表明，肺癌组织中有 CA125 的表达，以肺腺癌中最高，其表达水平与肿瘤的分化程度密切相关。

神经元特异性烯醇化酶（NSE）可以作为神经元发育成熟的标志，其含量能反映神经元分化的程度。小细胞肺癌属于神经内分泌起源肿瘤，具有神经内分泌细胞和 APUD 细胞的特征。因此NSE 是小细胞肺癌最敏感、最特异的肿瘤标志物，对于肿瘤患者预后的预测甚至优于肿瘤分期，因此可用于小细胞肺癌的诊断和治疗效果监测。

鳞状细胞癌抗原（SCC）是一种细胞骨架蛋白。它作为鳞癌细胞的一种特殊蛋白质，对肺鳞癌疗效监测和预后判断有一定价值。

细胞角蛋白 19（CK19）是一种结构蛋白，属于酸性多肽之一。肿瘤细胞凋亡引起蛋白酶大量激活，导致角蛋白 19 的某些片段降解并被识别,该片段即为可溶性细胞角蛋白 19 片段(CYFRA21-1),

主要存在于肺癌、食管癌等上皮起源的肿瘤细胞中，其诊断肺癌的灵敏度随着疾病的不同发展阶段而有所不同。

胃泌素释放肽（GRP）最初是从猪胃黏膜中分离的，属于胃肠激素，广泛分布于哺乳动物的神经系统、胃肠道和呼吸道。GRP是参与肿瘤细胞生长的重要因子，其通过肿瘤细胞的自分泌或细胞间的旁分泌发挥作用。但 GRP 的半衰期很短，不稳定，难以检测。而其前体 pro-GRP 的水平比 GRP 高 400 倍，因此通常被检测来反映 GRP 水平，可作为小细胞肺癌的诊断和鉴别诊断的首选标志物。

如果在随访阶段发现上述肿瘤标志物有进行性增高，需要警惕早期肺癌。

第三章
肺部良性结节

　　胸部 CT 检查多见肺结节，但筛查发现的结节大多数不是肺癌，并非所有的肺结节都需要后续检查和处理；有下列特征的结节多考虑是良性结节，不用紧张。

第一节　直径＜ 5mm 的任何密度的结节

　　一项回顾性研究显示，直径＜ 5mm 的结节恶性率为 0.4%，直径 5 ～ 10mm 的结节恶性率为 1.3%，直径＞ 10mm 的结节恶性率达 15.3%。所以，一般认为直径＜ 5mm 的肺结节是良性的（图 3-1）。

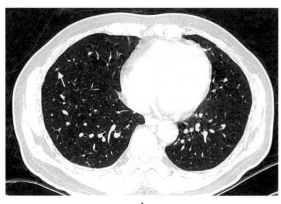

A

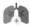

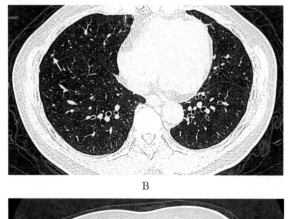

B

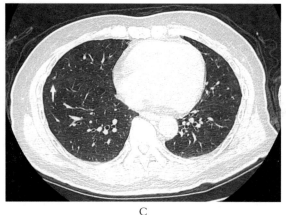

C

图 3-1　右肺中叶良性结节（结节直径＜ 5mm）

A.2019 年 5 月，体检首次发现右肺中叶小结节（↑）；B.2021 年 1 月复查，结节大小、形态无变化；C.2022 年 2 月，复查结节仍无明显变化。

第二节　直径≥ 5mm 的良性肺结节

对于直径≥ 5mm 的肺结节，出现下列 2 种情况，也考虑是良性的。①≥ 5mm 的实性密度结节随访稳定 2 年以上不增大；②≥ 5mm 的亚实性密度结节随访稳定 5 年以上不增大（图 3-2、图 3-3）。

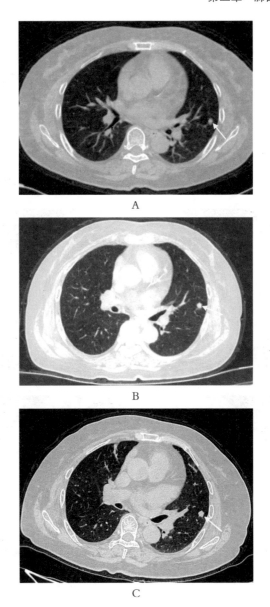

图 3-2　左肺上叶良性结节

A.2006 年胸部 CT 检查首次发现结节；B.2016 年 CT 复查结节无变化；
C.2021 年 CT 复查结节未见增大，大小约 11mm×10mm，考虑良性病变。

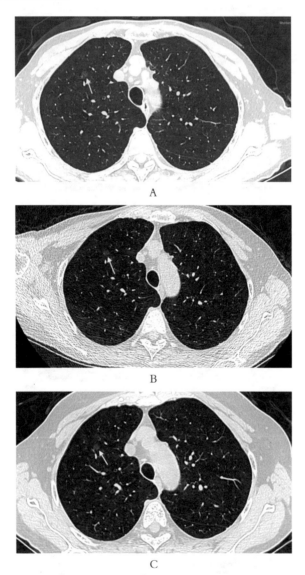

图 3-3　右肺上叶纯磨玻璃密度结节

A.2017 年胸部 CT 检查发现结节；B.2019 复查结节无变化；C.2021 年复查结节无变化，考虑为良性结节。

第三节　伴有良性钙化的肺结节

肺内良性结节钙化的形态包括弥散状、中心巢状、层状（同心圆状）及爆米花状（图 3-4）。确定肺结节内钙化（图 3-5、图 3-6）为良性需要严格的标准：钙化多占结节的 10% 以上，钙化的形态多为层状、弥散状、中心巢状或爆米花状。

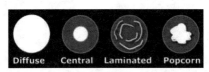

图 3-4　钙化类型示意图

从左向右分别是弥散状、中心巢状、层状和爆米花状。

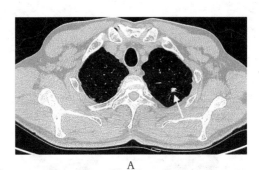

A

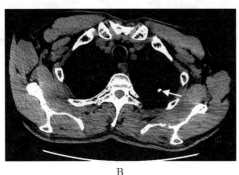

B

图 3-5　左肺上叶结节中心钙化型，随访 4 年无变化，考虑良性结节

A. 肺窗示左肺上叶结节；B. 纵隔窗示结节呈中心钙化型。

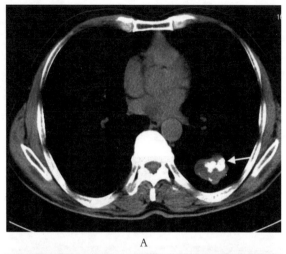

A

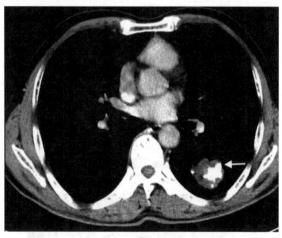

B

图 3-6　左肺下叶钙化结节，钙化面积大于 10%，为良性结节

A. 纵隔窗平扫示结节中心钙化；B. 纵隔窗增强扫描示结节未见明显强化。

第四节　叶间裂结节

肺内淋巴结（intrapulmonary lymph nodes，IPLNs）是指发生

在肺 4 级支气管平面以下、肺实质内的淋巴结（图 3-7、图 3-8）。其发生率为 1.5% ～ 7.0%。随着 CT 检查和低剂量肺 CT 筛查的开展，越来越多 IPLNs 被检出，但由于对其 CT 表现特点缺乏足够的认识和大宗病例的报道，很多 IPLNs 被疑为恶性结节而行手术切除，不仅增加了医疗负担，还给患者身心带来较大的痛苦。

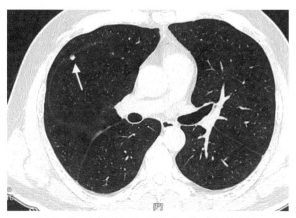

图 3-7　右侧叶间胸膜结节，为肺内淋巴结

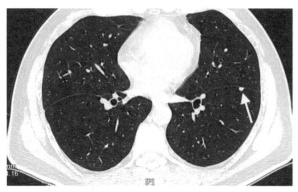

图 3-8　左肺叶间胸膜结节，为肺内淋巴结

叶间裂结节：鉴于 IPLNs 直径较小且主要位于肺周边，因此既往文献证实其大部分无明显临床症状，大多数因体检或其他原

因行胸部 CT 检查被偶然发现。目前研究认为，IPLNs 以男性、中老年人好发，可能与长期吸烟或职业等因素有关。有研究显示，长期吸烟是 IPLNs 的重要致病因素，但也有学者认为是吸烟和吸入性粉尘等抗原刺激共同作用的结果。

IPLNs 为肺内良性结节，在 CT 上认真分析结节位置、形态、大小、密度、边界，边缘有无分叶征、毛刺征，结节内是否有小泡征或空气支气管征、与胸膜或叶裂关系、周围改变（有无线状致密影、胸膜凹陷征、血管集束征），有助于诊断 IPLNs 从而避免不必要的手术治疗。

第五节　中心有脂肪组织的肺小结节

中心有脂肪组织的肺小结节，几乎均为良性结节，在影像学上的特点是结节内有脂肪密度影，并且脂肪的含量可为局限性或弥散性（图 3–9）。

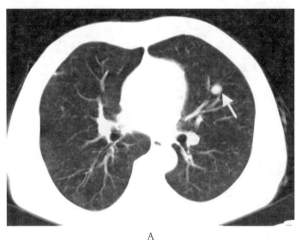

A

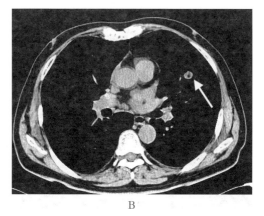

B

图 3-9 中心有脂肪密度的肺结节，为良性结节

A. 肺窗示左肺上叶小结节；B. 纵隔窗示结节中心有脂肪密度。

第六节 易漏诊的肺结节

易漏诊的肺结节是指初次筛查为阴性，但 12 个月内确诊为肺癌的结节（图 3-10）。

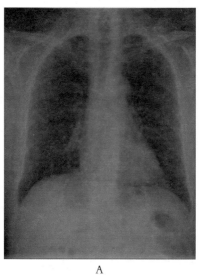

A

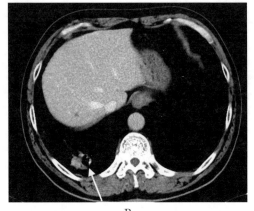

B

图 3-10 胸片漏诊右肺下叶结节，手术证实为肺癌

A. 胸片未发现有肺结节；B.CT 纵隔窗示右肺下叶结节。

原因：①生长过快、侵袭性高，筛查手段无效。多见于男性、有吸烟史、低教育程度（＜ 12 年）人群，其中小细胞肺癌多见，腺癌少见，分期更晚（Ⅲ - Ⅳ 期）。②漏诊肺结节间隔期肺癌中仍有一部分属于漏诊的可筛查肺癌，可能的原因是由于筛查时肿瘤过小或者位于肺门、纵隔等隐匿处，导致放射学家的漏诊或误判（假阴性）。

处理建议：尽管在筛查时没有发现结节或早期诊断确定为良性肺结节，但必须认识到 CT 检查的局限性。需强调的是阴性并不意味着受检者没有患肺癌的可能性。如果患者出现相关的症状（如不明原因的咯血），应及时结合临床相关资料分析。

对于筛检出具有特征性的良性结节，应在 CT 报告中明确指出，该类患者不必进一步检查或者转诊。

对具有肺癌高危风险的人群，报告中需明确告知患者进行 CT 复查及其具体时间。对于特征性良性结节，12 个月内随访的意义不在其本身，而在于发现高危人群的新增结节。

第四章
不能确定性质的肺结节

肺部发现下列特征的结节，为不能确定性质的结节，其结果可能是良性肿瘤，感染（真菌、结核等），也可能是不典型肺癌等恶性病变。

第一节　稳定的实性肺结节

肺部实性结节，有良性表现，但随访小于 2 年，尚不能确定性质（图 4-1）。

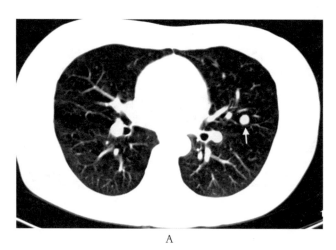

A

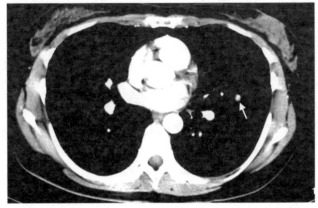

B

图 4-1　肺部实性结节

A.肺窗示左肺上叶类圆形结节，大小约 10mm×9mm，边缘光滑，密度均匀；
B.增强扫描纵隔窗示肺结节强化明显，考虑良性可能性大，建议定期复查。

第二节　新发或稳定的肺小结节

任何新发或 5 年内相对稳定的小结节，直径在 5～9mm，均为不能定性结节（图 4-2～图 4-5）。

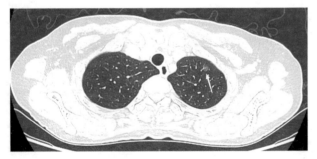

图 4-2　左肺上叶磨玻璃密度小结节

大小约 8mm×8mm，手术证实为非典型腺瘤样增生，即癌前病变。

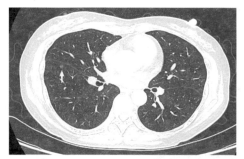

图4-3 右肺下叶磨玻璃密度小结节

大小约 6mm×6mm，手术病理证实为炎性结节（非肿瘤病变）。

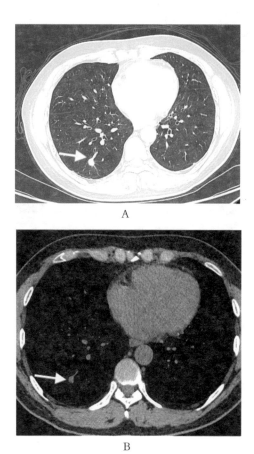

A

B

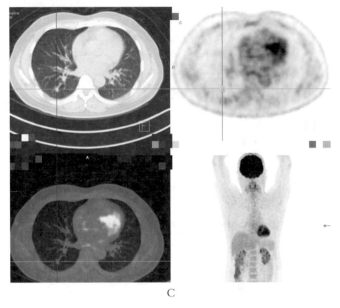

C

图 4-4 右肺下叶类圆形实性结节

A. 肺窗示结节边缘可见长毛刺；B. 纵隔窗示结节为实性；C.PET-CT 检查示结节放射性浓聚（代谢增高），不排除肺癌，手术后病理证实为肺隐球菌。

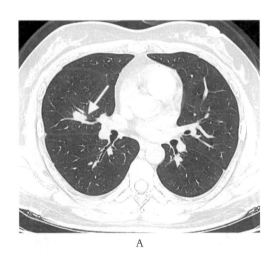

A

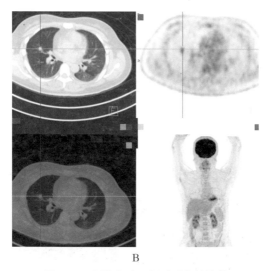

B

图 4-5 右肺中叶不规则形实性结节

A. 肺窗示结节形态不规则,紧贴肺内血管;B.PET-CT 检查示结节放射性浓聚(代谢增高),不排除肺癌,手术后病理证实为肺隐球菌。

第三节 新发现的直径 > 10mm 的且有良性特征的 肺结节

新发现的直径 > 10mm 的且有良性特征的肺结节见图 4-6、图 4-7。

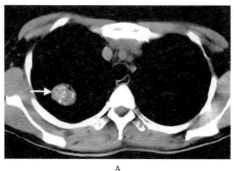

A

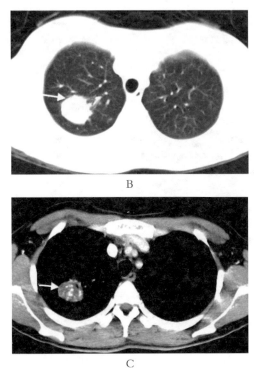

图 4-6　右肺上叶类圆形结节，直径 > 10mm，有良性特征

A. 肺窗示结节边缘光滑，邻近胸膜无牵拉，周围有多发小结节；B. 纵隔窗示肺结节内多发钙化、钙化区域占比大于病变 10%；C.CT 增强扫描纵隔窗示肺结节无明显强化，诊断右肺上叶结核结节（结核球）。

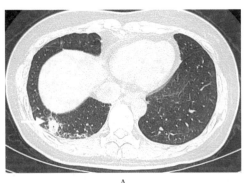

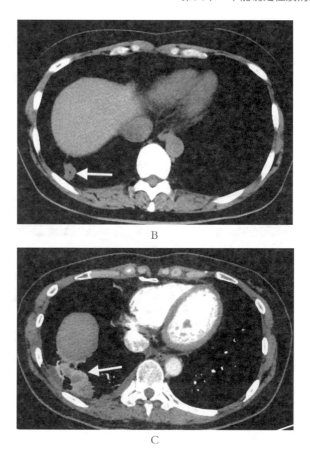

图 4-7 右肺下叶结节

A.肺窗示结节边缘有毛刺，内见小空洞，不能排除肺癌；B.纵隔窗示结节呈软组织密度；C.1 周后，CT 增强扫描纵隔窗示病变范围扩大，内可见不强化的液性区，诊断为肺脓肿。

第四节 其他表现的肺结节

肺结节影像表现不典型,可能是早期肺癌(图 4-8 ～图 4-11)。

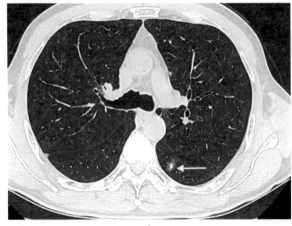

A

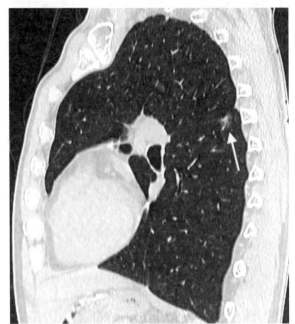

B

图 4-8　左肺下叶部分实性小结节

A. 肺窗示左肺下叶结节形态不规则，中央为实性高密度，周围为磨玻璃密度；B. 肺窗矢状位重建片示邻近叶间胸膜牵拉凹陷，不能排除肺癌；术后病理证实为微小浸润性腺癌。

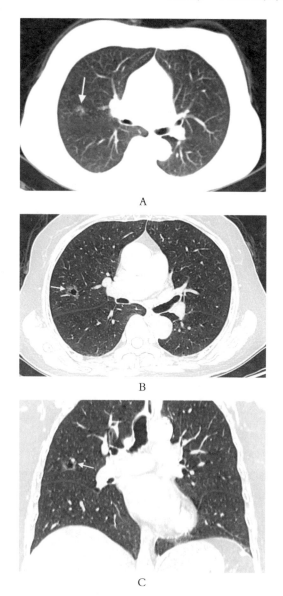

图 4-9　右肺上叶磨玻璃密度结节发展为空洞

A.肺窗示结节呈磨玻璃密度，形态不规则，边缘不光滑；B.肺窗横断位示病变范围扩大，内部出现空洞；C.肺窗冠状位重建片示病变邻近胸膜略凹陷，有恶性可能。病理检查证实为浸润性腺癌。

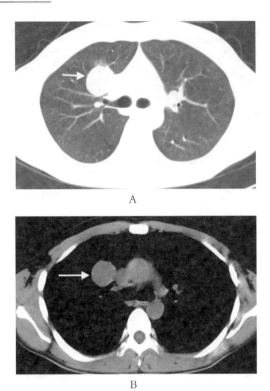

A

B

图 4-10 右肺上叶肺门旁肿块

A.肺窗示右肺上叶近肺门旁类圆形肿块，边缘光滑；B.纵隔窗示肿块呈软组织密度，密度均匀，无钙化及空洞。术后病理为硬化性血管瘤(良性)。

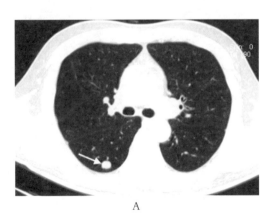

A

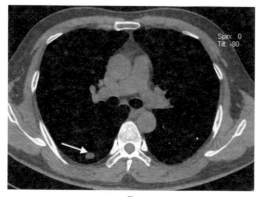

B

图 4-11　右肺下叶实性结节

A.肺窗示结节呈类圆形，边缘光滑；B.纵隔窗示结节呈软组织密度，密度均匀，术后病理为错构瘤（良性）。

第五章

恶性肺结节

第一节　可疑恶性的结节

可疑恶性的肺结节（图 5–1、图 5–2），有以下其中 1 条特征。

（1）实性结节：基线测量 ≥ 8mm 但 < 15mm 或增长 < 8mm，或新发结节在 6 ～ 8mm。

（2）部分实性结节：≥ 6mm，其中实性成分 ≥ 6mm 但 < 8mm；新发或增长实性成分 < 4mm。

（3）实性结节：≥ 15mm，或新发或增长 ≥ 8mm。

（4）部分实性结节伴以下情况：部分实性结节内部的实质部分 ≥ 8mm，或新发或增长实性成分 ≥ 4mm。

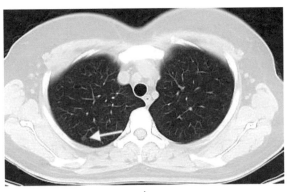

A

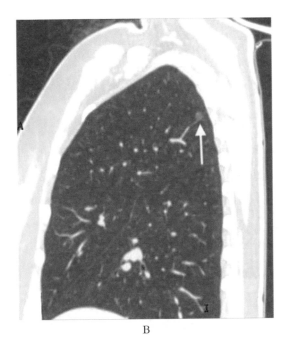

B

图 5-1 右肺微小磨玻璃密度结节，病理为原位癌

A. 肺窗示右肺上叶微小磨玻璃密度结节；B. 肺窗矢状位重建片示右肺上叶结节，内见血管穿行。

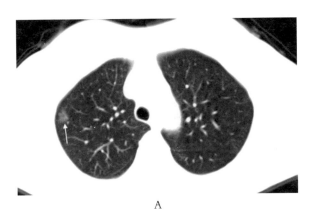

A

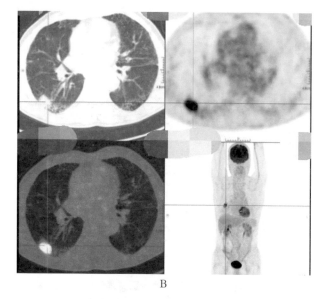

图 5-2　右肺磨玻璃密度结节，病理为微小浸润癌

A.肺窗示右肺上叶不规则磨玻璃结节；B.PET-CT 示右肺上叶结节无明显放射性浓聚。

第二节　恶性可能性大的肺结节

恶性可能性大的肺结节（图 5-3），有以下其中 1 条特征。

（1）病变持续：短期随访，部分实性结节病灶（实性成分 ≥ 5mm）无明显改变。

（2）病变增长：实性结节或亚实性结节的实性部分有明显增长。

（3）基线病变：≥ 10mm 的结节，边界清楚，有分叶及毛刺，无炎症性病变的 CT 征象及临床表现。

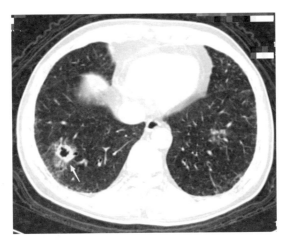

图 5-3　右肺下叶空洞结节

肺窗示洞壁凸凹不平，病理证实为肺腺癌。

肺结节出现下列影像学征象时可提示恶性，征象越多，恶性可能性越大。包括：①分叶征；②边缘有毛刺；③空气支气管征或空泡征；④血管聚集；⑤恶性的钙化；⑥胸膜凹陷征。如图 5-4、图 5-5 所示。

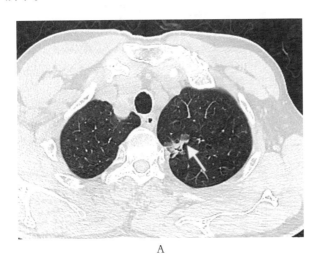

A

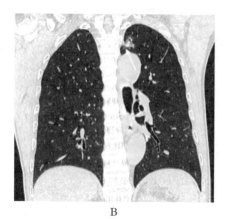

B

图 5-4　左肺上叶混合磨玻璃结节，病理为肺腺癌

A. 横断位；B. 冠状位肺窗示结节边缘有毛刺、分叶、可见空泡征、胸膜牵拉凹陷等征象。

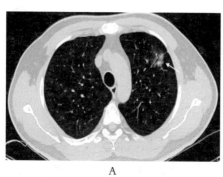

A

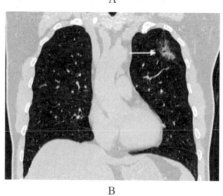

B

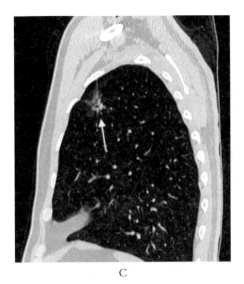

C

图 5-5　左肺上叶混合磨玻璃结节，病理为肺腺癌

A 横断位；B 冠状位；C 矢状位。肺窗示结节出现分叶征、空气支气管征、边缘有毛刺等征象。

第三节　恶性结节

肺癌如图 5-6 ～图 5-10 所示。

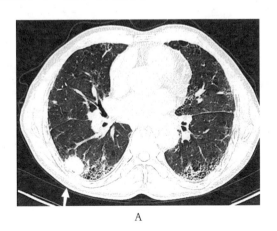

A

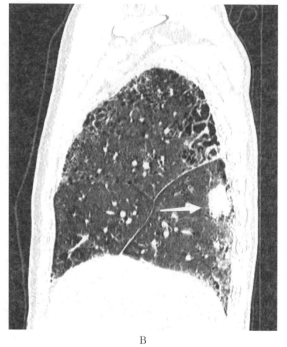

B

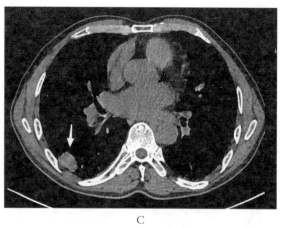

C

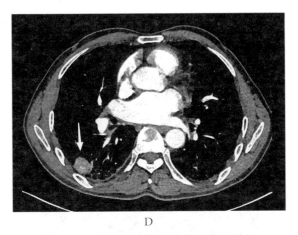

D

图 5-6 右肺下叶鳞状细胞癌（角化型）

A—B. 肺窗示右肺下叶结节，边缘可见浅分叶；C. 纵隔窗（平扫）示右肺下叶结节呈等密度；D. 纵隔窗（增强）示右肺下叶结节呈中度不均匀强化。

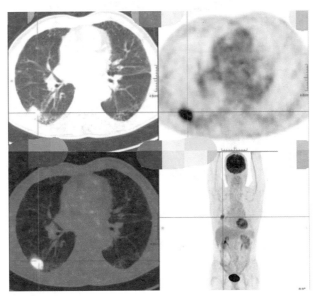

图 5-7 PET-CT 示右肺下叶肿块显像剂分布异常浓聚（SUVmax8.9）

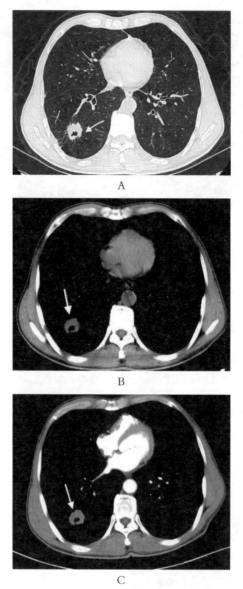

图 5-8　右肺下叶结节伴偏心空洞，病理为腺癌

　　A. 肺窗示右肺下叶结节，边缘可见短毛刺，病变内部可见偏心性空洞，洞壁凸凹不平；B. 纵隔窗（平扫）示结节呈厚壁空洞；C. 纵隔窗（增强）示结节呈轻中度强化。

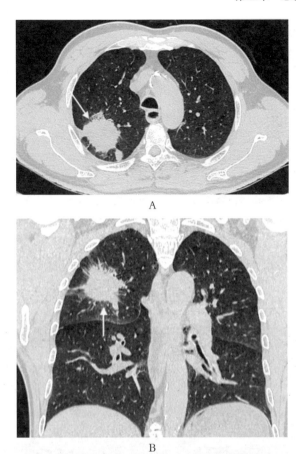

A

B

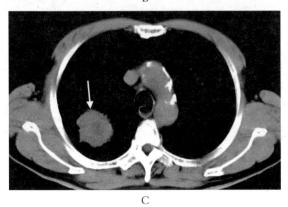

C

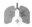

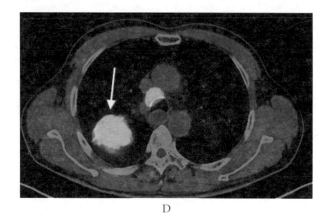

D

图 5-9　右肺上叶典型肺癌，病理为腺癌

A—B.肺窗示右肺上叶肿块，有浅分叶及毛刺，伴胸膜牵拉；C.纵隔窗示肿块密度欠均匀，中央密度略低；D.PET-CT示肿块显像剂分布异常浓聚，提示代谢异常增高，纵隔内淋巴结亦代谢增高。

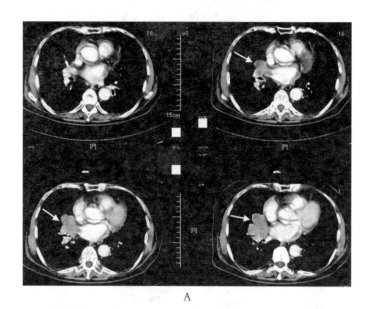

A

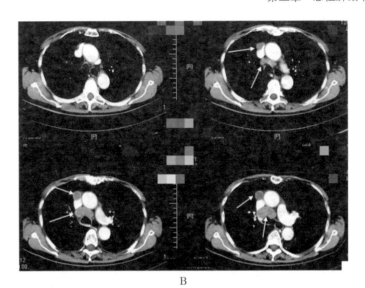

B

图 5-10　右肺中央性肺癌伴淋巴结转移

A. 右肺门肿块；B. 纵隔淋巴结肿大。

第六章

肺磨玻璃结节

随着低剂量 CT 扫描筛查的普及，越来越多肺磨玻璃结节（ground glass nodule, GGN）被发现。

第一节　肺磨玻璃结节的定义及分类

（一）定义

（1）肺磨玻璃影（ground-glass opacity, GGO）定义：CT 表现为肺野低密度背景上略高密度影，边界可清晰，也可不清晰，透过其中可显示肺纹理影，有时可见空气支气管征；GGO 可发生在肺间质或肺实质，预示可能为病变早期。它的病理基础是肺泡壁增厚；肺泡腔塌陷；肺泡腔含气量减少，出现细胞、渗出液及组织碎片。影像表现则是肺内淡薄的稍高密度影，不掩盖血管和支气管，CT 层厚对病灶显示影响明显，应做高分辨率 CT（HRCT）。

（2）肺磨玻璃结节（ground-glass nodule, GGN）：以 GGO 为主要特点的肺结节。

（二）分类

从成分（是否含实性成分）上来说，分成单纯性 / 完全性 GGN

（pure GGNs, pGGN）（图 6-1A）和混合性 / 部分实性 GGN（mixed or part-solid GGNs, mGGN）（图 6-1B）。

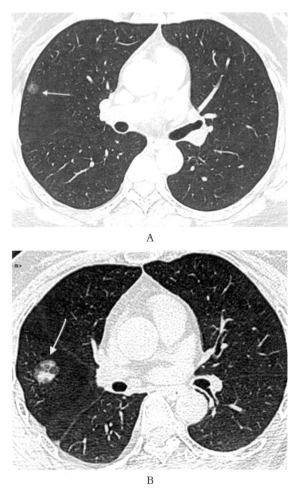

A

B

图 6-1　肺磨玻璃结节
A. 单纯性；B. 混合性。

从分布上来说，分为局限性和弥散性（严格意义上非结节）GGN；GGO 可以是弥散性散在生长，也可以仅聚集在局部，看起来像一个小磨玻璃结节。一般而言，弥散性生长的多数是良性病变。

从持续时间上来说，分为一过性和持续性 GGN。一过性 GGN主要见于炎性病变、灶性出血、灶性水肿等，而持续性 GGN 就是我们要讨论的重点。持续性 GGN 如果为良性病灶，多考虑为局灶性肺纤维化，如果为恶性病灶，多考虑为肺腺癌。

第二节　肺磨玻璃结节分型及性质判定

持续性 GGN 中，长期存在的肺磨玻璃结节存在癌变的可能，其中 pGGN 预后好，随着实性成分的增多，肿瘤的浸润性增加；肿瘤的大小与肿瘤的浸润性呈正相关。

对于老百姓和放射科医生来说，就有了新的困惑：肺磨玻璃结节（GGN）到底是良性还是恶性？病变随诊间隔时间该如何确立？如果是恶性病变，手术时机和方式又该如何选择？

（一）良恶性 GGN 判别要点

（1）大小：随着体积增大，GGN 恶性或浸润性概率增加；多数研究认为，pGGN 大小以 10mm 为界，可以区别浸润前病变和浸润病变；pGGN 中浸润腺癌约 40%，包括 < 10mm 的结节；有学者认为，15mm 较适合手术。

（2）形态：大多数恶性 GGN 整体形态为圆形、类圆形；不规则形、多角形或出现扁平平直边缘常提示良性可能性大；恶性亚实性结节比恶性实性结节出现不规则形态的比例更高。

（3）边缘及瘤 – 肺界面：恶性 GGN 多呈分叶状，或有棘状突起；良性 GGN 多无分叶，边缘可有尖角、纤维条索等；恶性 GGN 多边缘清楚但不整齐；炎性 GGN 多边缘模糊；良性非炎性 GGN 多边缘清楚、整齐；恶性 GGN 瘤 - 肺界面清晰，有时可见毛刺。

（4）内部密度特征：良性 GGN 密度均匀且密度偏低；恶性 GGN 密度不均匀且偏高。

（5）内部结构特征：GGN 内部出现空泡征、结节征、支气管充气征等都提示恶性；如果小支气管被包埋且局部管壁增厚，或包埋的支气管管腔不规则，则恶性可能性大。

（6）瘤周结构：胸膜凹陷征及血管集束征提示恶性可能；周围出现纤维条索、胸膜增厚等征象提示良性可能。

（7）关于增强：对于所有 pGGN，一般不需要做 CT 增强扫描；对于 mGGN、病灶与肺血管关系密切或者怀疑淋巴结转移时可以行 CT 增强扫描。

（二）GGN 影像与病理

研究发现 GGN 的 CT 表现与病理结果具有良好的相关性。2011 年肺腺癌 IASLC/ATS/ERS 国际多学科分类如下：①浸润前病变（PIA），包括非典型腺瘤样增生（AAH）、原位腺癌（AIS）。②微浸润性腺癌（MIA），贴壁生长为主型，直径 ≤ 3cm，浸润 ≤ 5mm。③浸润性腺癌（IAC），包括贴壁生长为主型，腺泡状为主型，乳头状为主型，微乳头状为主型，实性为主型。④变异型浸润性腺癌，包括浸润性黏液腺癌、胶样型、胎儿型、肠型。

GGN 的病理基础如下。

（1）非典型腺瘤样增生（AAH）及原位腺癌（AIS）：肿瘤细胞沿肺泡壁贴壁式生长，无肺泡萎陷或纤维灶；影像学上常表现为纯磨玻璃密度（pGGO），直径一般 ≤ 3cm，周围无毛刺及胸膜凹陷征（图 6-2、图 6-3）。

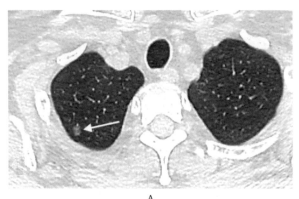

A

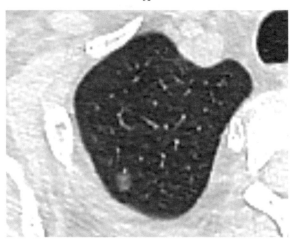

B

图 6-2　右肺上叶纯磨玻璃密度结节

A. 原图，病理为非典型腺瘤样增生；B. 肺结节局部放大图，示肺结节边缘较清楚。

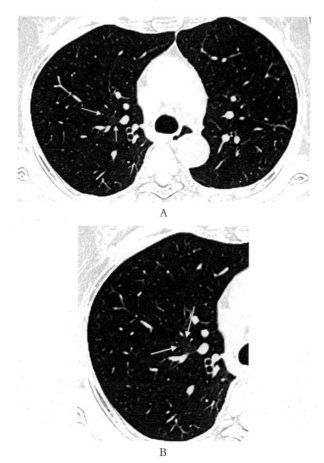

图 6-3 右肺中叶纯磨玻璃密度结节

A. 原图，病理为原位癌；B. 肺结节局部放大图，示结节形态不规则。

（2）微浸润性腺癌（MIA）：常以贴壁式生长为主，部分实性成分常位于瘤体中心或胸膜下，以堆积式生长为主，可伴有肺泡萎陷或纤维灶；影像学上常表现为混合磨玻璃密度（mGGO），有少许实性成分浸润，直径一般 ≤ 3cm，实性成分一般 ≤ 5mm，有时可有相应程度的毛刺及胸膜凹陷征（图 6-4）。

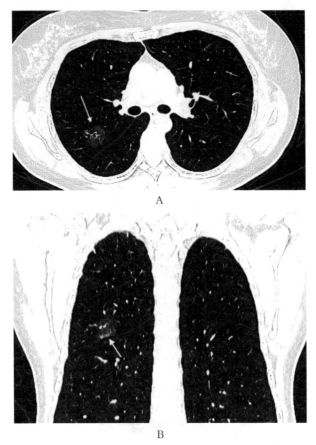

图 6-4　右肺混合磨玻璃密度结节

A. 轴位像，病理为微浸润腺癌；B. 冠位像，肺窗示结节实性成分很少，以磨玻璃密度为主，邻近右肺叶间胸膜牵拉凹陷。

（3）浸润性腺癌（IAC）：进一步可分型为贴壁式生长为主型、腺泡为主型、乳头状为主型、微乳头状为主型和实体型；常常以多种形式混合而成，可有明显肺泡萎陷或纤维灶；影像学上常以混合磨玻璃密度为主，常有实性成分浸润，直径一般＞3cm，实性成分一般＞5mm，或两者兼而有之，并可伴有毛刺及胸膜凹陷征（图6-5）。

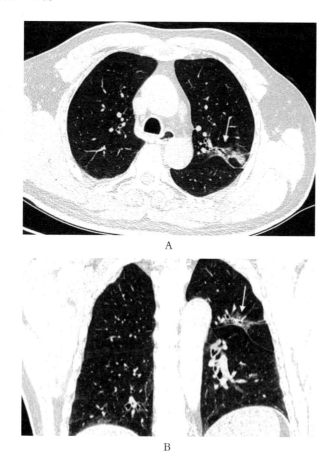

图6-5　左肺上叶混合磨玻璃密度结节

A.轴位像，病理为浸润腺癌；B.冠位像，结节邻近左肺叶间胸膜牵拉凹陷。

（三）恶性 GGN 的临床特点

生长缓慢的"惰性肿瘤"：GGN 在中位观察期为 4.2 年之后，27% 增大，73％的大小没有变化；pGGN 的 VDT 中位数为 1 448d（339 ～ 8 640d）、MDT 中位数为 1 332d（290 ～ 38 912d）。倍增

时间：AAH（988±470）d、AIS（567±168）d、IAC（384±212）d。

预后好：完全切除的 AIS 或 MIA 分别有 100% 或接近 100% 的 5 年无病生存期；AIS 或 MIA 选择亚叶切除（楔切／段切），能达到传统叶切的良好治疗效果。

GGN 的主要处理是常规 CT 监测，持续性恶性 GGN 是一种早期、进展缓慢的惰性肺腺癌病理亚型，预后良好。手术的"延迟"不会导致较差的存活率。

目前无明确的 GGN 外科手术适应证，易被接受的手术指征是 GGN 性质的改变，如病变大小增加、胸膜凹陷或 GGN 成分改变（纯 GGN 变为混合性 GGN 或混合性 GGN 变为实性结节）。

（四）GGN 的影像学表现及临床预后

（1）非典型腺瘤样增生（AAH）：AAH 的典型 HRCT 表现为 pGGN，直径一般 < 5mm（少数可达 10～20mm），形态规则。AAH 进展缓慢，预后很好，5 年生存率为 100%，甚至有报道认为可不需临床干预。

（2）原位腺癌（AIS）：AIS 的典型薄层高分辨 CT（HRCT）表现为 pGGN，密度略高于 AAH，直径一般 > 5mm，少部分 AIS 因肺泡壁塌陷而呈 mGGN。

（3）微浸润性腺癌（MIA）：MIA 的典型 HRCT 表现为 pGGN 或以磨玻璃为主的 mGGN，直径 ≤ 3cm，浸润 ≤ 5mm，实性成分位于病变中央，直径 ≤ 5mm。

（4）浸润性腺癌（IAC）：贴壁生长为主的浸润性腺癌。肿瘤细胞沿肺泡壁生长，一般 > 5mm，HRCT 表现为部分实性（mGGN）或实性结节，很少为 pGGN。IAC 的预后：结节中磨玻璃部分为贴壁生长的肿瘤细胞，实性部分为浸润的肿瘤细胞，因此，实性病灶的比例越小，患者预后越好。

（五）GGN 的检查要求

HRCT 为主要检查方法，层厚及层间距＜ 1.5mm，用骨算法重建及多平面重建（横断面 + 冠状面 + 矢状面）；对于 pGGN，一般不需要做 CT 增强扫描，对于 mGGN、病灶与肺血管关系密切或者怀疑淋巴结转移时可以行增强扫描。

（六）GGN 复查时间

磨玻璃结节倍增时间为 457d，实性结节倍增时间为 149d。因此，对肺磨玻璃结节随访的总原则是不少于 3 年。磨玻璃结节的复查时间见表 6-1 和表 6-2。

表 6-1　单纯性磨玻璃结节的胸部 CT 检查复查时间

大小 / mm	复查间隔时间 / 月
＜ 6	12
6 ～ 10	6
10 ～ 20	3
＞ 20	1

表 6-2　部分实性磨玻璃结节的胸部 CT 检查复查时间

大小 / mm	复查间隔时间 / 月
＜ 6	6
6 ～ 10	3
＞ 10	1

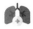

第三节 肺磨玻璃结节随访建议及其与 PET-CT 的 关系

（一）GGN 随访建议

随访中肺结节有如下变化者，多考虑为良性：①短期内病灶外部特征变化明显，无分叶或出现极深度分叶，边缘变光整或变模糊；②密度均匀或变淡；③在密度没有增加的情况下，病灶缩小或消失；④病灶迅速变大，倍增时间 < 15d；⑤实性结节病灶 2 年以上仍然稳定，但这一特征不适用于 GGN，因 AIS 和 MIA 阶段的 GGN 可以长期稳定。

肺结节在随访中有以下变化时，多考虑为恶性：

①直径增大，倍增时间符合肿瘤生长规律；②病灶稳定或增大，并出现实性成分；③病灶缩小，但出现实性成分或其中实性成分增加；④血管生成符合恶性肺结节规律；⑤出现分叶、毛刺和 / 或胸膜凹陷征。

所以说，对于 GGN，随访非常重要，因为 GGN 有恶性演变的可能；同时随访时间要足够长，GGN 生长缓慢，随访应至少持续 3 ～ 5 年或 70 岁后；要注意观察结节直径、密度的变化，如果出现直径增大或者出现新的实性成分，要警惕恶变。

（二）GGN 与 PET-CT

PET 是通过标记氨基酸或葡萄糖等物质进行代谢成像，主要依靠氟代脱氧葡萄糖的吸收与糖代谢水平反映病变性质。有研究指出，不参与代谢的葡萄糖可聚集于细胞内，且肿瘤组织代谢旺盛，葡萄糖聚集亦相对较多。葛呈春的研究指出，PET-CT 诊断肺结节的敏感性、准确性及特异性分别为 91.67%、90.00%、88.46%，但在检测时存在一定局限性。因肺结节分化较高时，组织内糖代谢变化波动较小，整体处于低代谢状态，因此，较少出现氟代脱氧葡萄糖浓聚现象。所以对于不同情况的 GGN，我们可以采取不同的检查手段。① pGGN，不推荐 PET–CT 检查；② mGGN，实性成分＜ 5mm 的，不推荐 PET–CT 检查；③直径＞ 10mm 的 mGGN，实性成分＞ 5mm 的，如果定性困难，可推荐 PET–CT 检查；④高度怀疑恶性的 mGGN，实性成分＞ 5mm 的，可推荐 PET–CT 检查进行术前分期；⑤伴有肺内其他实性结节，或者有肺外恶性肿瘤病史的 GGN 患者，可推荐行 PET–CT 检查。

第四节　恶性磨玻璃结节的治疗

（一）CT 引导经皮肺活检

早期研究 GGN 的 CT 引导下细针穿刺活检的总诊断率为64.6%，磨玻璃成分越大，准确率越低。在肺结节＞ 15mm 的情况下，CT 引导下细针穿刺活检可获得令人满意的诊断率（＞ 80%）。近年来 CT 穿刺的准确率有所提高，但是高度怀疑恶性的患者，穿刺结果可能为假阴性，需随访。穿刺活检的主要并发症为出血、气胸，少见的并发症为空气栓塞。

（二）微创胸腔镜手术

微创胸腔镜手术是 GGN 早期肺癌的首选治疗方式，包括单孔胸腔镜、单操作孔胸腔镜、三孔胸腔镜、剑突下胸腔镜等。

（三）小结

GGN 是常见的肺部病变，HRCT 是 GGN 主要的处理方式，必要时随访 5 年。肺内局限性、持续性 GGN 一般为肺腺癌或肺纤维化，前者更常见。恶性 GGN 有一定的影像学特征，多是一种"惰性生长"的肺腺癌。肺内多发 GGN 或肺外肿瘤肺内出现 GGN 一般为肺原发性疾病，非转移病灶。GGN 随访主要依靠 HRCT，应长期进行，至少持续 3 ～ 5 年。直径增加、出现实性成分或实性成分增多，应积极手术切除，术后预后良好。

第七章

肺结节精准随访在临床中的应用

　　据国家癌症中心统计，2015 年全国新发恶性肿瘤病例数约为392.9 万例，其中肺癌位居我国恶性肿瘤发病率及死亡率首位。我国吸烟率偏高，肺癌的发病率及死亡率超过了全球的 1/3，但数据表明，肺癌的发病率和死亡率，在男女性分布上并没有明显差别，都处于高位（死亡率男性 29.71%、女性 22.9%），2020 年中国癌症新发病例数排第一的是肺癌（82 万人）。2020 年中国癌症死亡人数 300 万人，肺癌死亡人数遥遥领先，高达 71 万人，占癌症死亡总数的 23.8%。

　　随着我国人口老龄化的逐渐加剧，工业化和城镇化进程的不断加快，慢性感染、不健康生活方式、环境等危险因素的累加，肺癌防控形势更加严峻。

　　早期肺癌没有明显的临床症状，部分仅以肺结节的形式出现，当患者出现不适就诊时，多处于病程中晚期，治疗效果大打折扣，远期生存率明显降低。因此，早期发现病变，早诊断、早治疗十分重要。随着低剂量螺旋计算机断层扫描（low dose computed tomography, LDCT）技术在体检中的广泛应用以及人工智能辅助诊断的出现，更多的肺结节在早期体检中被发现。美国国家肺癌筛查试验表明，相较于 X 线胸部平片筛查，采用 LDCT 筛查后，肺结节检出率为 25%，肺癌死亡率下降了 20%。

对于肺癌高风险因素人群，我们推荐进行 LDCT 的肺部筛查。哪些因素属于肺癌的高风险因素？ LDCT 检查能带来什么好处？体检出了肺结节，下一步该怎么办？如果要随访，具体应该如何规律地做检查？肺结节在随访过程中的变化又能说明什么？我们在本章将给大家逐一介绍这些问题。

第一节　肺癌的高风险因素

肺癌筛查的一个重要目的就是早期识别出那些有极大风险发展成该疾病的人群，这些人可以毫无症状，也可以出现临床症状（临床常见的症状有咳嗽、胸闷、体重减轻等）。吸烟是被大众广泛认可的一项肺癌的高危因素，还有一些环境以及遗传因素也可能会增加罹患肺癌的风险。

（一）吸烟

吸烟是肺癌发展的重要危险因素，不仅与肺癌有关，也与其他恶性肿瘤的发生密切相关，比如头颈部恶性肿瘤、肾癌、膀胱癌等。2020 年，全球因吸烟导致的死亡人数已增加至 1 000 万人。烟草中含有 7 000 多种化合物，已知的可致癌成分至少有 69 种，特别是对那些有遗传倾向的人群，致癌风险将进一步增加。

有研究表示，吸烟者患肺癌的风险大约是非吸烟者的 20 倍；无论何时，戒烟都能显著降低肺癌风险，曾经吸烟者比从未吸烟者的风险更高。因此，只要有吸烟史，都认为是肺癌的高危因素。2021 年，美国国家癌症综合网络（national comprehensive cancer network, NCCN）《肺癌筛查指南》（第一版）（以下简称《指南》）指出，年龄 ≥ 50 岁且吸烟 ≥ 20 包年的人群是肺癌高危人群，推荐做 LDCT 筛查。

（二）二手烟暴露

二手烟暴露指的是不吸烟人群被动吸入环境中的烟草，1981年的一项流行病学研究首次报道二手烟的吸入与肺癌风险增加有关。随后，越来越多的研究指出，二手烟的吸入会增加非吸烟者患肺癌的风险。NCCN《指南》中并没有将二手烟暴露作为 LDCT 肺癌筛查的条件，因为它并不能充分地作为肺癌风险独立预测因子，它们之间的相关性较弱。

（三）职业暴露以及室内氡的暴露

有些职业长期暴露于砷、铬、石棉、镍、镉、铍、硅、柴油、煤烟等环境中，发生肺癌的风险比普通人群高。氡是一种无色无臭、具有放射性的气体，当吸入体内后，发生衰变产生 α 粒子可在呼吸系统引起辐射损伤，引发肺癌。之前氡的暴露均报道于铀矿工人中，现有研究表明，室内氡的暴露也会增加肺癌风险。建筑材料是室内氡的主要来源，主要包括花岗岩、砖砂、水泥及石膏，特别是含放射性元素的天然石材，容易释放出氡。

（四）癌症史

已经患有癌症的患者（比如肺癌、淋巴瘤或其他与吸烟相关的恶性肿瘤）发生新的原发性肺癌风险比普通人群更高，这可能与他们接受放射治疗或烷化剂药物的治疗有关。接受胸部放射治疗的患者发生肺癌的风险增加了 13 倍，烷化剂药物治疗则为 9.4 倍。

（五）肺癌家族史

多个 Meta 分析表明，一级亲属中有肺癌患者，其发生肺癌的风险是普通人的 1.8 倍。尽管没有很高的外显表达，但许多研究表明，肺癌风险的增加在一定程度上与基因遗传相关。

（六）其他肺部疾病

慢性阻塞性肺疾病（chronic obstructive pulmonary disease，COPD）会增加肺癌风险，很大程度上与吸烟相关。肺纤维化也能增加肺癌风险，长期石棉暴露史导致肺弥漫性纤维化的患者比无纤维化人群肺癌风险增高。

NCCN《指南》将年龄 ≥ 50 岁、吸烟 ≥ 20 包年者定义为高风险人群。额外的风险因素包括氡的暴露、职业暴露、癌症史、肺癌家族史（一级亲属）以及其他肺部疾病（COPD、肺纤维化等）。

结合我国吸烟及被动吸烟人群比例较高、肺癌发病逐渐年轻化的现状，建议将我国肺癌高危人群定义为年龄 ≥ 40 岁且具有以下任一危险因素者：①吸烟 ≥ 20 包年，或曾经吸烟 ≥ 20 包年，戒烟时间 < 15 年；②有环境或高危职业暴露史（如石棉、铍、铀、氡等接触者）；③合并慢性阻塞性肺疾病、弥漫性肺纤维化或有肺结核病史者；④既往罹患恶性肿瘤或有肺癌家族史者。越来越多研究发现，非吸烟年轻女性发生肺腺癌的比例增加，现有高危人群并未对此类人群定义，仍需引起大家重视。

第二节　低剂量 CT（LDCT）体检的利与弊

CT 扫描是筛查早期肺癌患者常用的检查方法，但检查过程中会产生电离辐射，对人体健康产生一定的影响。如果体检出肺结节，还需定期随访、多次接受 CT 检查。20 世纪 90 年代初提出低剂量 CT 即 LDCT 的概念，在不干扰影像诊断准确度的情况下，调整机器设备扫描参数，尽可能减少 CT 辐射剂量，因此 LDCT 在早期肺癌筛查中得到一定程度的发展与普及。

研究显示，CT 辐射剂量与管电压值的平方成正比，理论上减少辐射剂量可以采取降低管电压的方式。管电流值与 CT 辐射剂量成正比，临床广泛应用的自动管电流调制技术是基于人体解剖衰减特性差异，根据射线衰减变化自动调整管电流。胸部低剂量螺旋 CT 多采用降低管电流的方式减少辐射剂量，一般认为管电流为 50mAs 即可满足肺结节检测需要。NCCN《指南》建议所有用于筛查与随访的胸部 CT 扫描均以低剂量进行，管电压与管电流分别控制在 100 ～ 120kVp、40 ～ 60mAs 或以下。

目前用于肺癌筛查的 LDCT 检查辐射剂量较低，对患者健康造成的危害较弱，但由于患者过于担心电离辐射造成的损伤而不愿进行影像学检查，可能会延误病情的诊治。

高危人群的早期筛查可以获得许多收益：①减少肺癌的死亡率。诊断肿瘤时分期越早，患者预后越好，生存率越高。②相比于出现临床症状后才去进一步处理，早期筛查并干预可以减少一些疾病相关症状的出现，比如呼吸困难、胸痛等；早期筛查病程分期较早，可赢得手术机会，如果发现病灶时已处于病程晚期，只能采取放化疗，相关并发症也较多。③肺癌筛查鼓励更多的人戒烟，形成健康的生活方式，无论什么时候戒烟都能获益。④阴性的检查结果可以减少焦虑、减轻心理负担。⑤胸部 LDCT 筛查也可能发现其他的潜在疾病，比如 COPD、甲状腺结节、冠状动脉病变、乳腺病变等。

与此同时，肺癌筛查也可能带来一些消极影响：①假阳性的结果，可能造成患者进行一些不必要的检查或者手术，增加患者的经济负担以及精神压力。②假阴性的结果则给患者带来身体无恙的假象，延迟患者的诊治。③有些筛查可能是没有意义的，比如一些小的侵袭性肿瘤，可能已经发生远处转移，筛查及随访并不能延长生存期；而一些惰性疾病，对人体并不会造成什么损伤，筛查出来之后，可能存在过度诊断与过度治疗的可能。④肺癌筛查还是有一定的射线暴露，但低剂量 CT 较常规 CT 检查来说，辐射剂量已经大大降低，LDCT 的平均辐射剂量约为 1.5mSv，而常规 CT 检查约为 7.0mSv。

临床医生应该与被检查者充分沟通，告知其检查所能获益及可能带来的消极影响。被检查者应该知道 LDCT 筛查肺癌是个长期的过程，需要数年的动态随访观察。权衡利弊后，尊重患者的选择，最终确定一个对被检查者最有益的方案。

第三节　不同类型肺结节的随访

根据密度的差异，肺结节可以分为实性结节、部分实性结节（混合磨玻璃结节）以及纯磨玻璃结节。根据数量的多少，又可以分为单发结节与多发结节。不同类型的肺结节，采用 LDCT 进行肺癌筛查时，根据不同大小、不同变化过程，其随访周期及处理都会有相应变化，直至 LDCT 年度复查确认不需要治疗或根据指南决定下一步治疗。

（一）《肺癌筛查指南》（第一版）

1. 实性结节

（1）首次筛查实性结节的步骤（图 7-1）。

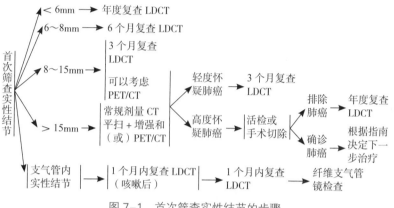

图 7-1　首次筛查实性结节的步骤

（2）随访复查实性结节的步骤（图 7-2）。

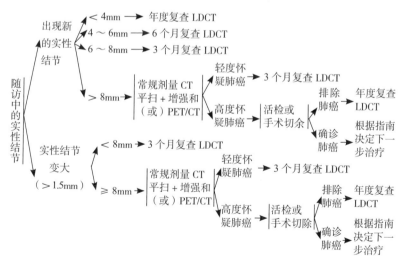

图 7-2　随访复查实性结节的步骤

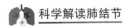

2. 部分实性结节

（1）首次筛查部分实性结节的步骤（图 7-3）。

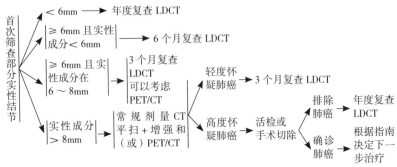

图 7-3　首次筛查部分实性结节的步骤

（2）随访复查部分实性结节的步骤（图 7-4）。

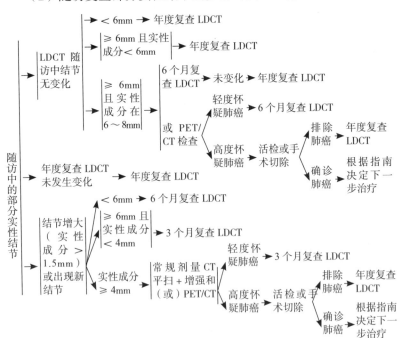

图 7-4　随访复查部分实性结节的步骤

3. 纯磨玻璃结节

（1）首次筛查纯磨玻璃结节的步骤（图 7-5）

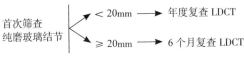

图 7-5 首次筛查纯磨玻璃结节的步骤

（2）随访复查纯磨玻璃结节的步骤（图 7-6）。

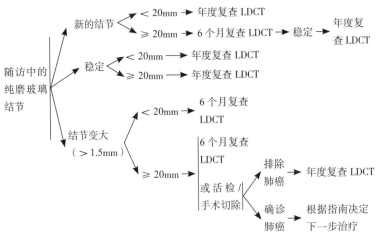

图 7-6 随访复查纯磨玻璃结节的步骤

4. 多发结节

对于多发性肺结节，测量最大的结节，并按照相应的肺结节分型处理。

（二）《肺结节诊治中国专家共识》（2018）

1.孤立性实性结节

（1）直径＜8mm 的实性结节检查步骤（图 7-7）。

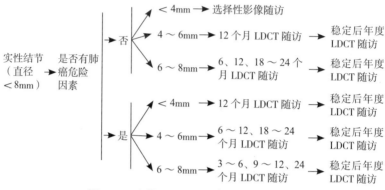

图 7-7　直径＜8mm 的实性结节检查步骤

（2）直径 8～30mm 的实性结节检查步骤（图 7-8）。

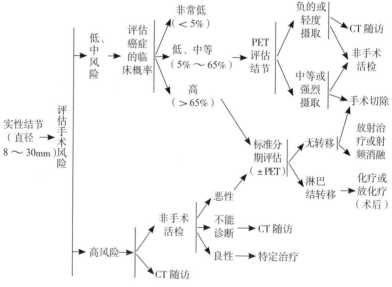

图 7-8　直径 8～30mm 的实性结节检查步骤

CT 随访：建议在 3 ~ 6 个月、9 ~ 12 个月及 18 ~ 24 个月进行薄层、低剂量 CT 扫描。定期 CT 扫描结果应与以前所有的扫描结果对比，尤其是最初的 CT 扫描结果。

2. 孤立性磨玻璃结节

（1）混杂磨玻璃结节检查步骤（图 7-9）。

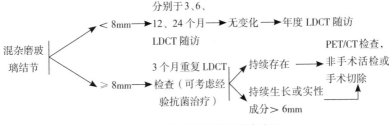

图 7-9　混杂磨玻璃结节检查步骤

（2）纯磨玻璃结节检查步骤（7-10）。

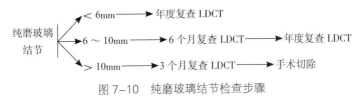

图 7-10　纯磨玻璃结节检查步骤

3. 多发性结节

对于非孤立性肺结节，评估中发现有 1 个占主导地位的结节和（或）多个小结节者，建议单独评估每个结节。

第四节　随访过程中结节的变化

定期随访肺结节的影像变化对肺结节性质的鉴别诊断具有十分重要的意义。对于随访患者，需要与历史影像学资料比较：若结节无明显变化，注明病灶稳定时间；若结节有变化，则需要对比结节数量、大小、密度等与之前的变化。

肺结节的生长速度在定性诊断中意义重大，尤其是鉴别一些缺乏明确形态学特征的小结节的性质。CT常规评估方法为测量结节的直径，计算机辅助检测和分析软件（AI软件）可以实现对结节容积的测量，计算结节的体倍增时间，即肺结节体积增长1倍所需要的时间。炎性结节通常倍增时间较短，常＜30d，提示炎症进展较快；也可以在一段时间后，结节体积减小或消失，提示炎症得到控制或完全吸收。除炎症外，良性结节倍增时间通常＞400d；对于倍增时间＜20d的结节，需密切随访观察，并与淋巴瘤、转移瘤甚至小细胞肺癌鉴别。

恶性结节倍增时间常较炎性结节长，不同密度类型的恶性肺结节，其倍增时间不同。恶性实性结节多为20～400d，而纯磨玻璃结节及部分实性结节常呈惰性生长，其体积倍增时间可分别为（813±375）d和（457±260）d，在中位观察期为4.2年之后，27%增大，73%的大小没有变化，因此需要更长时间的随访。部分实性结节的生长不仅可表现为体积的增长，也可表现为CT值的增加或新出现实性成分；当部分实性结节体积缩小，但实性成分增加时，仍需排除肺癌的可能。

一过性磨玻璃结节主要为炎性病变、灶性出血与灶性水肿，经过抗感染治疗后，体积缩小、密度降低，甚至病灶消失。当持续存在的磨玻璃结节内出现异常增粗的血管影，应高度怀疑肿瘤，特别是原位癌；持续存在的纯磨玻璃结节内出现实性成分时，需排除微浸润或浸润性腺癌的可能。

　　随访中肺结节有如下变化者，多考虑为良性：①短期内病灶外部特征变化明显，无分叶或出现极深度分叶，边缘变光整或变模糊；②密度均匀或变淡；③在密度没有增加的情况下，病灶缩小或消失；④病灶迅速变大，倍增时间 < 15d；⑤实性结节病灶 2 年以上仍然稳定（这一特征不适用于磨玻璃结节，因为磨玻璃结节常呈惰性生长，即使是恶性肿瘤也可以长期稳定）。

　　肺结节在随访中出现下面这些变化，则要警惕恶性的可能：①直径增大，倍增时间符合肿瘤生长规律；②病灶稳定或增大，并出现实性成分，实性成分超过 50% 常提示恶性可能性大；③病灶缩小，但出现实性成分或其中实性成分增加；④血管生成（血管集束征）符合恶性肺结节规律；⑤出现分叶、毛刺和或胸膜凹陷征（小结节中的早期肺癌很少见到这些特点，同时需要内部特征协助鉴别诊断）。

第八章
肺结节的治疗

近年来低剂量螺旋 CT 在我国健康体检中逐渐普及，肺结节病灶检出率明显增高，而这些病灶的性质判断及处理方法经常成为困扰临床医师及影像科医师的难题。美国胸科医师协会、中国肺癌防治联盟专家组等国内外权威组织汇聚了各个专业领域的权威专家发布过的有关肺结节的处理办法，本章结合各种临床诊疗指南、专家共识、胸外科临床实践做出归纳总结。

第一节　肺结节一般治疗原则

在人民卫生出版社出版的《外科学》教材中有关＞ 2cm 的实性肺结节的描述中，明确表示如果怀疑肺部肿瘤又难以确诊时，可以考虑肺叶切除手术；同时，在胸外科权威专著《顾恺时胸心外科手术学》中有关＞ 2cm 的实性肺结节描述中，也表示怀疑肺部肿瘤又难以确诊时可以考虑肺叶切除手术。因此，对于肺部＞ 2cm 的实性结节的处理原则需要考虑手术治疗。

但事实是，由于近年来低剂量螺旋 CT 的普及、人民群众健康意识提高、体检率提高等导致肺部小结节（＜ 2cm）的检出率几乎超过 50%。更为重要的是，新型冠状病毒感染导致人群胸部 CT 的筛查普及率大幅度提高，检出了更多肺结节，尤其是＜ 2cm 的肺结节。因此，对肺部＜ 2cm 的小结节的处理目前是更为棘手的问题。

基于目前国内外各大指南或专家共识均以 3cm 为界定范围，分别称为肺结节（≤ 3cm）和肺部肿块（＞ 3cm），我们也以这个公认的界定区分肺结节和肺部肿块。对于肺部肿块而言，绝大部分为实性肿块，而且恶性的可能性极高，因此，对于肺部肿块一般建议采取手术切除治疗。结合上述有关《外科学》《顾恺时胸心外科手术学》等权威著作中提到的超过 2cm 的实性肺结节的处理办法，对于肺部肿块均需要考虑肺叶切除手术。当肿块已经明确病理诊断为肺癌时，一般需要同时做纵隔淋巴结切除，包括系统性淋巴结清扫和淋巴结采样。对于局部晚期肺部肿瘤（ⅢA – ⅢB），一般建议先采取放疗、化疗、靶向治疗、免疫治疗等综合手段应对，使得肿瘤缩小降级，最终提高患者总体生存时间。目前，对于肺部实性肿块所采取的手术治疗、局部晚期的术前新辅助（放疗、化疗、靶向治疗、免疫治疗等）联合降级后的手术治疗、术后辅助治疗等这些方案，基本被国内外各大诊疗指南所公认，国际上的相关临床研究数据支撑力度充分，基本没有太多争议。

第二节　小结节和大结节的处理原则

对于肺结节的治疗，目前比较公认的区分方法是以 8mm 作为界限。对于＜ 8mm 和 8 ～ 30mm 的肺结节处理方法有所不同。其中最令大家困惑的是，我们什么时候需要做手术？具体手术又该怎么做？什么时候只做随访？随访间隔多久合适？其具体处理流程如图 8-1、图 8-2 所示。

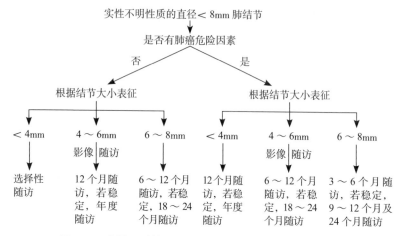

图 8-1　实性不明性质的直径 < 8mm 肺结节的处理流程

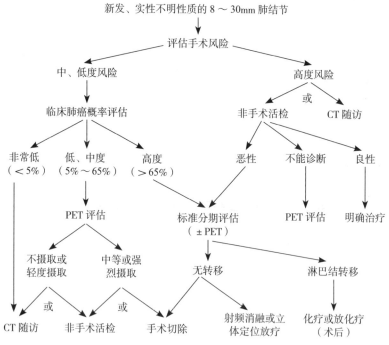

图 8-2　新发、实性不明性质的 8 ~ 30mm 肺结节的处理流程

从上述图中我们可以看到，对于＜8mm的结节，主要采取随访的处理方式；对于8～30mm的结节，需要采取手术等干预措施。同时，我们需要明确的是，这里的处理流程主要以肺结节大小作为判断依据，同时还包括对患者既往吸烟史等肺癌相关危险因素的判断。然而，在实际的胸外科门诊，医生还需要结合患者结节的性质来辅助判断患者结节的良恶性可能性。依据近年来肺结节最新的相关研究，肺结节实性成分占比、结节空洞、分叶等形状均可能与恶性肿瘤密切相关，因此，最终肺结节的处理还是需要遵从专科医生的建议来选择。

对于患者的定期随访，图8-1和图8-2明确了各种需要随访的情况。＜8mm的结节以随访为主；≥8mm的结合患者肺癌高危因素以及结节性质做出综合判断，以手术治疗为主，部分患者还可以继续随访。另外，在随访的患者中，如果考虑感染，可以加用抗感染治疗。当然，如果患者感染因素不明确，也可以尝试性加用抗生素做诊断性治疗。

第三节　肺结节的手术方式

肺结节的手术治疗主要包括楔形切除、肺段切除、肺亚段切除、肺联合亚段切除、肺叶切除等方式，下面主要就不同术式的适应情况做简单介绍。肺的气管结构分为气管、左右主支气管、叶支气管、段支气管、亚段支气管等。我们常说的中央型肺癌和周围性肺癌是以段支气管作为分界线，位于段支气管以下的肺癌称为周围性肺癌，位于段及段支气管以上的肺癌称为中央型肺癌。肺结节的发病率较高，更多的肺结节位于段支气管以下。目前，明

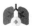

确诊断为肺癌（术前穿刺、术中快速冰冻切片）的肺结节，主要病理类型为肺腺癌和肺鳞癌。对于明确诊断为肺癌的患者，国内外标准术式即为肺叶切除＋淋巴结清扫。

对于肺鳞癌一般主张肺叶切除；对于肺腺癌，又分为常见的微浸润肺腺癌和浸润性肺腺癌，浸润性肺腺癌由于其侵袭性较强，一般考虑肺叶切除；如果是微浸润肺腺癌，结节主要成分为磨玻璃结节、直径不超过 2cm 的可以考虑肺段切除。以上是目前主流的观点，但是具体情况可能更为复杂，我们将详细内容归纳如下。

（1）楔形切除：结节＜ 2cm，磨玻璃结节成分＞ 75%，结节位于肺实质的外 1/3。

（2）肺段切除：结节＜ 2cm，磨玻璃结节成分＞ 75%，结节位于肺实质的中 1/3 且结节外延 2cm 的安全切缘在一个完整的肺段之内。

（3）肺亚段切除：结节＜ 2cm，磨玻璃结节成分＞ 75%，结节位于肺实质的中 1/3 且结节外延 2cm 的安全切缘在一个完整的肺亚段之内。

（4）肺联合亚段切除：结节＜ 2cm，磨玻璃结节成分＞ 75%，结节位于肺实质的中 1/3 且结节外延 2cm 的安全切缘在几个肺亚段之间。

上述手术方式均可称为亚肺叶切除。

（5）肺叶切除：明确诊断为肺癌者，或者位于肺实质的内 1/3 无法做亚肺叶切除者需要肺叶切除。

上述治疗方式主要针对的是单发肺结节，所有评估也是评估这些孤立的肺结节性质，然后再进行有针对性的处理。但是，目前多发肺结节出现较多，针对多发肺结节的处理更为棘手。胸外科的一般处理办法是单独评估每个结节的性质，对于恶性可能性较大的可能需要手术治疗，其他恶性可能性相对较小的采取随访观察的处理方式。关于手术治疗多发结节：如果多个结节位于同一个肺叶，更多的是采取直接肺叶切除手术整体去除；如果肺叶位于同一侧的不同肺叶，则依据每个肺结节的性质来判断是采取肺叶切除还是亚肺叶切除；对于双侧肺结节可以采取分期处理办法，一次处理一侧，待患者恢复后再处理另一侧，如果患者能够耐受的话，也可以采取同期处理双侧肺结节。

另外，除了手术治疗以外，目前还有人尝试射频消融、放射粒子等方式治疗肺结节。但是这些方法存在临床现实问题。射频消融具有损伤小、恢复快等优点，但是，一般在射频消融之前很难获得明确病理诊断，因此这种治疗方法的合理性存在质疑；同时，由于射频消融的治疗浸润深度难以精确，因此这种治疗即使对于有明确病理诊断的患者也难以保证治疗的后期效果（胸外科手术患者要求安全切缘为 2cm）。放射粒子除了有上述射频消融类似的弊端以外，还有额外的弊端就是带有放射性。

总结：

肺结节主要是直径 ≤ 3cm 的肺结节病灶，如果 < 8mm 则以随访观察为主，如果在 8 ～ 30mm 则更多需要考虑手术治疗，具体手术方式包括楔形切除、肺段切除、肺亚段切除、肺联合亚段切除、肺叶切除等。另外，射频消融、放射粒子等方式也是值得肯定的积极探索方式，但是目前仍然面临很多困难。

参 考 文 献

[1] 中华医学会呼吸病学分会肺癌学组, 中国肺癌防治联盟专家组. 肺结节诊治中国专家共识(2018年版)[J]. 中华结核和呼吸杂志, 2018, 41(10): 763-771.

[2] 郑昊, 樊树峰. 不同影像检查技术对孤立性肺结节的研究进展[J]. 医学研究杂志, 2016, 45(5): 183-186.

[3] 张晓菊, 白莉, 金发光, 等. 肺结节诊治中国专家共识(2018年版)[J]. 中华结核和呼吸杂志, 2018, 41(10): 763-771.

[4] 王拢拢, 李静. 孤立性肺结节的活检方式进展[J]. 临床肺科杂志, 2018, 23(10): 1904-1908.

[5] 阮佳星, 徐志晓, 潘凌云, 等. 影像引导经胸壁肺穿刺术诊断肺结节的研究进展[J]. 中国呼吸与危重监护杂志, 2021, 20(9): 677-680.

[6] 王炜东, 何天煜, 潘亮, 等. 自身抗体检测在肺癌早期诊断筛查中的应用[J]. 中华胸心血管外科杂志, 2021, 37(7): 433-437.

[7] 肖莉, 张倩雨, 马莹, 等. 氧化应激在肿瘤糖代谢中的作用研究[J]. 肿瘤, 2018, 38(9): 901-906.

[8] 王晓东, 鲁植艳, 程光远. 肺孤立性病变隐球菌感染的影像学表现[J]. 教育教学论坛, 2014, (25): 155-157.

[9] 陈小娟, 周明, 李程. 肿瘤显像药物18F-FLT 的制备及其在早期肺癌与炎症鉴别中的应用研究[J]. 肿瘤药学, 2019, 9(3): 406-409.

[10] 葛呈春.18F-FDGPET/CT 与螺旋CT 在孤立肺结节定性诊断价值比较[J]. 中国继续医学教育, 2016, 8(31): 58-60.

[11] 鲁植艳, 夏东, 刘绚, 等. 改良型大鼠肺鳞癌发展模型的建立[J]. 武汉大学学

报(医学版), 2003, (3): 222-224.

[12] 郑荣寿, 孙可欣, 张思维, 等. 2015年中国恶性肿瘤流行情况分析[J]. 中华肿瘤杂志, 2019, 41(1): 19-28.

[13] 赵俊松, 陈克敏. 肺结节诊断和应对策略研究进展[J]. 诊断学理论与实践, 2018, 17(5): 593-600.

[14] 梁瑞鹏, 张秀富, 王芋霖, 等. 低剂量CT在早期肺癌筛查中的研究进展[J/OL]. 医学综述, 2021, (20): 4113-4117[2021-10-29].http://kns.cnki.net/kcms/detail/11.3553.R.20211014.1103.054.html.

[15] 葛夕洪, 李航, 孙雁, 等. 器官移植后肺曲霉菌感染CT表现及与细菌感染的鉴别诊断[J]. 中华器官移植杂志, 2019, 40(4): 200-214.

[16] 陈婧, 叶晓丹. 肺结节处理指南的解读和比较[J]. 中国中西医结合影像学杂志, 2021, 19(3): 301-306.

[17] 刘春全, 崔永. 肺结节评估四大指南比较分析[J]. 中国肺癌杂志, 2017, 20(7): 490-498.

[18] 时国朝, 冯耘. 美国胸科医师学会最新肺结节诊疗指南解读[J]. 内科理论与实践,2015,10(6): 397-402.

[19] Zhiyan Lu, Youzhang Xiao ,Xing Liu, et al. Matrine reduces the proliferation of A549 cells via the p53/p21/PCNA/eIF4E signaling pathway [J]. Molecular Medicine Reports, 2017,15(5): 2415-2428.

[20] Blum TG, Morgan RL, Durieux V, et al. European Respiratory Society Guideline on various aspects of quality in lung cancer care [J]. Eur Respir J, 2022, 11 (17): 2103201.

[21] Singh N, Temin S, Baker S Jr, et al. Therapy for Stage IV Non-Small-Cell Lung Cancer Without Driver Alterations: ASCO Living Guideline [J].J Clin Oncol, 2022 , 6 (9) :122.264131.